AF372603

CONSEIL CENTRAL D'HYGIÈNE ET DE SALUBRITÉ DU NORD.

QUESTION DES VIDANGES DE SAINTE-EUGÉNIE.

RAPPORT

EN RÉPONSE AU MÉMOIRE DE L'ADMINISTRATION DES HOSPICES

En date du 11 avril 1877.

CONSEIL CENTRAL D'HYGIÈNE ET DE SALUBRITÉ DU NORD.

QUESTION DES VIDANGES DE SAINTE-EUGÉNIE.

RAPPORT

EN RÉPONSE AU MÉMOIRE DE L'ADMINISTRATION DES HOSPICES

En date du 11 avril 1877.

QUESTION DES VIDANGES DE SAINTE-EUGÉNIE.

RAPPORT

EN RÉPONSE AU MÉMOIRE DE L'ADMINISTRATION DES HOSPICES

En date du 11 avril 1877,

Par le Docteur L. HALLEZ.

Membres de la Commission : MM. MEUREIN, PILAT, MASQUELEZ,
JOIRE, et HALLEZ, *rapporteur*.

MESSIEURS,

Dans la dernière séance de mai, le Conseil central d'hygiène et de salubrité du Nord a reçu communication d'un mémoire de l'Administration des Hospices de Lille, en réponse au Rapport que vous avez adressé à M. le Préfet du Nord, le 23 octobre 1876, et dans lequel vous vous éleviez contre le système de vidanges adopté pour l'hôpital Sainte-Eugénie. Vous avez renvoyé ce mémoire à l'examen de la Commission précédemment nommée, qui a bien voulu me confier, pour la seconde fois, l'honneur d'être son interprète auprès de vous.

Le mémoire de l'Administration des Hospices comprend deux parties bien distinctes : la première, sous forme de lettre d'envoi à M. le Maire de Lille, est l'exposé de quelques propositions pratiques que nous discuterons en finissant; la seconde, de beaucoup la plus importante, est une dissertation scientifique concernant l'existence ou la non-existence des germes contagieux, le mode d'introduction dans l'organisme des principes morbigènes, les inconvénients et les dangers des fosses fixes pour la santé publique, enfin, comme conclusion, la parfaite innocuité et l'excellence du système diviseur. C'est par là que nous commencerons.

Nous aurons à étudier séparément chacun des paragraphes de cette dissertation; nous ne pouvons, vous le pensez bien, élever ici la discussion à la hauteur d'un tournoi académique; ce serait entreprendre une tâche au-dessus de nos forces, et notre œuvre, ainsi comprise, serait œuvre inutile, car elle ne serait que l'écho, bien affaibli, de la brillante discussion dont retentit, depuis six mois, la tribune de l'Académie de Médecine. Nous resterons sur le terrain pratique, et surtout sur le terrain local dont s'est, pensons-nous, un peu écarté notre honorable contradicteur. C'est à l'application, à Lille, des règles élémentaires de l'hygiène publique, que nous le ramènerons; car, si l'on peut rendre hommage aux esprits distingués qui vont en avant, et qui, cherchant à secouer les vieilles pratiques de l'hygiène des villes, sont peut-être des précurseurs, on se hâte bien vite de revenir à ces antiques coutumes, lorsque l'on s'aperçoit que, soit par les conditions orographiques, soit par le défaut d'argent, ce *deus ex machinâ*, il est impossible de faire mieux.

Vous voudrez bien observer, Messieurs, que ce qui va suivre est une réponse; nous devrons donc prendre, une à une, chacune des assertions du Rapporteur scientifique de l'Administration, et voir ce que ces assertions ont de fondé. Nous réduirons cet examen autant que possible, car nous n'avons qu'un but : être clair, et surtout être utile. Nous éviterons les redites, mais nous prévoyons bien que nous y serons forcé, chemin faisant, et c'est précisément par une redite que nous commençons.

Nous sommes en effet obligés de rappeler notre visite aux tinettes de Sainte-Eugénie, de dire que nous sommes descendus dans les chambres où sont contenus les appareils diviseurs, d'affirmer que la mauvaise odeur y était suffocante, que la rigole à découvert qui mène les prétendus liquides à l'égout était remplie de fragments de matières fécales, bien solides et bien reconnaissables, et que l'appareil, dit diviseur, dilue et ne sépare pas, et cela alors qu'il s'agissait, l'hôpital n'étant pas à cette date ouvert aux malades, de matières venant d'individus bien portants; qu'eussions-nous constaté s'il s'était agi d'individus malades de maladies à diarrhée, celles dont nous redoutons précisément le transport dans la ville?

Ce qui nous force à redire ces constatations, c'est précisément l'affirmation contraire par laquelle l'auteur du mémoire commence la discussion : « Par la rétention des solides, dit-il, disparaît l'aspect nauséabond des matières fécales qui surnagent en suivant le cours de l'eau ; de plus, l'envasement est évité... les liquides seuls s'échappent. » Mais, ajoutons-nous avec M. Guéneau de Mussy, ce liquide n'est *qu'un macéré de matières fécales* (1), qui emporte au dehors tous les dangers des matières non modifiées ; qui emporte, pouvons-nous dire encore, les matières en totalité : que l'Administration, pour s'en assurer, veuille bien demander aux employés de Sainte-Eugénie combien de fois ont été vidées les tinettes qui fonctionnent dans leur quartier depuis bientôt un an? Pas une seule fois, nous disait-on récemment. Il y a loin de là aux prévisions des hygiénistes parisiens, qui ont établi que les tinettes à filtres

(1) Guéneau de Mussy. Bulletin de l'Académie de Médecine, p. 332.

devraient être emportées et renouvelées tous les quinze jours, aussi facilement qu'on transporte des fûts dans une cave (1).

Tel sera notre point de départ. Nous allons maintenant suivre le rapporteur de l'Administration des Hospices dans chacune des parties de son travail.

I. — Le paragraphe premier n'a que la valeur d'une controverse purement scientifique, car nous voulons bien admettre qu'en niant l'existence d'infiniment petits organisés constituant le contagium morbide, l'auteur n'a pas voulu aller jusqu'à nier l'existence de ce contagium. Il l'admet évidemment, puisqu'il nous montrera tout-à-l'heure qu'il est absorbé par la muqueuse digestive. Or, comment concevoir cet élément dangereux si l'esprit ne lui donne une forme matérielle? gaz, liquide ou particules solides, peu importe, il est; nommez-le germe dans le sens figuré, nommez-le miasme, nommez-le microzoaire ou microphyte, peu importe, puisqu'il est, et c'est de son existence, non de sa nature, qu'ont à se préoccuper ceux qui ont charge de la salubrité publique.

Certes, nous n'avons point prétendu que ce germe contagieux ait, dès maintenant, son nom ou sa place dans les cadres zoologiques ou botaniques ; nous n'avons pas dit qu'on l'ait vu et décrit, du moins en ce qui concerne le *contagient* de la fièvre typhoïde et du choléra. Mais nous disons, puisqu'on nous y invite, qu'il révèle son existence par ses actes, en attendant qu'il l'affirme peut-être un jour par la mise en évidence de sa structure et de ses propriétés intimes.

Négligeant pour le moment la question de la naissance de ces poisons typhiques ou cholériques, en dehors de l'homme ou dans l'homme, ne les voyons-nous pas, une fois créés, se comporter comme se comportent les infiniment petits vivants?

(1) **Vallin.** Les égouts de Londres et de Paris. Gaz. hebdomadaire, 1877. p. 115.

Poisons spécifiques, ils développent, quand ils tombent sur
un terrain favorable, une maladie spécifique, correspondante à
leur espèce, à leur nature : le virus variolique produit la
variole, le ferment putride, des affections putrides et toujours
putrides (Bouillaud). Ils subissent l'influence des conditions de
milieu, et en dehors de l'organisme humain, se comportent
exactement comme se comportent les germes des infusoires ou
des végétaux inférieurs ; le froid intense, la sécheresse,
semblent suspendre leur vie, et leur vie se réveille quand vient
l'humidité et la chaleur. On s'explique ainsi très-bien, dit
M. Fonssagrives, (1) « Qu'il puisse y avoir, pour les graines
morbides, une faculté de réviviscence très-opiniâtre, et qui
dispense de recourir, pour expliquer le développement d'une
épidémie contagieuse dans une ville, à l'hypothèse hasardeuse
d'une ovulation spontanée. »

Telle est, en quelques mots, l'exposé de cette *fantaisie
étiologique*, pour nous servir de l'expression de notre contradicteur, qui peut séduire, dit-il, quelques esprits distingués,
mais qui ne saurait s'accréditer. Permettez-moi, Messieurs,
d'appeler à mon aide quelques-uns de ces esprits distingués
dont parle le rapporteur.

Je ne prendrai que le témoignage de contemporains dont
l'autorité est incontestable.

Dans la séance de l'Académie de médecine du 9 janvier
1877, le grand maître de la clinique française, celui qui
personnifie le mieux parmi nous l'esprit d'observation et de
découvertes positives, M. Bouillaud, s'est ainsi exprimé : « En
considérant en soi le mode de production ou de génération, la
cause prochaine des contagions auxquelles on donne le nom de
virulente et de *miasmatique*, il est impossible à notre esprit de
n'être pas frappé de leurs ressemblances avec ces opérations
naturelles connues sous le nom de *fermentations* proprement

(1) Fonssagrives. Hygiène et assainissement des villes, page 459.

dites, parmi lesquelles la fermentation putride tient une place si importante. Et comme certaines contagions par excellence ont pour cause prochaine ou pour contagient un être organisé parasitaire, ne serait-il pas permis de supposer que d'autres êtres organisés d'une espèce donnée sont aussi les agents des autres contagions? Ce serait un trait de ressemblance de plus, entre les agents contagieux et les ferments proprement dits, entre autres ceux de la fermentation putride, lesquels en effet, selon M. Pasteur, sont de véritables êtres organisés (1). »

M. Guéneau de Mussy (2) : « Quelle que soit l'opinion que l'on adopte sur la nature et les propriétés intimes du germe de la fièvre typhoïde, on ne peut mettre en doute son existence ; il s'affirme par ses effets, il présente même le caractère essentiel, fondamental, d'un agent vivant, il paraît engendrer, se multiplier dans l'organisme ; s'il en est ainsi, il vit. »

M Fonssagrives (3) nous montre l'atmosphère urbaine chargée de poussières organiques, sur le passage desquelles il n'est guère bon de se trouver, car elles constituent la source des maladies contagieuses que l'auteur tend à assimiler aux maladies parasitaires.

M. Villemin (4) est plus explicite encore : « Le rapprochement que l'on a établi entre les virus et les parasites n'a rien que de très-fondé. Sans doute il restera à l'état d'hypothèse tant que nous ne serons pas parvenus à reculer assez loin le champ de notre vision, de manière à constater les parasites virulents, s'ils existent ; mais nos opérations intellectuelles sont toutes plus ou moins fondées sur les analogies et les différences que les choses inconnues offrent avec celles qui nous sont connues. »

(1) Bulletin de l'Académie de Médecine, p. 25.
(2) Gueneau de Mussy. Bulletin de l'Acad. de Méd.
(3) Fonssagrives. Loc. cit., p. 386, 390 et *passim*.
(4) Villemin. Études sur la tuberculose.

Nous pourrions continuer nos citations, mais nous nous sommes promis de ne pas étendre la discussion en dehors du strict nécessaire. Nous en avons dit assez, pensons-nous, pour montrer que la doctrine des contages organisés ne peut encore être rejetée comme ayant fait son temps et qu'elle compte des partisans illustres sous l'autorité desquels nous pouvons sans crainte nous abriter.

Sans doute, il faut faire de sérieuses réserves; sans doute cette doctrine est, à l'heure actuelle, une hypothèse, mais une hypothèse basée sur l'observation rigoureuse des faits et la constatation d'analogies indéniables.

Ces constatations ont au moins la valeur du fait expérimental qui nous est fourni par le rapporteur de l'Administration comme seule preuve de la non-existence des germes morbides. Si l'oxygène sous presssion tue les myriades d'organismes vivants, bactéridies et autres, contenues dans le sang charbonneux sans tuer la virulence, cela prouve simplement que l'agent virulent n'est pas la bactéridie, qu'il est autre, en suspension dans le liquide, et que la pression de l'oxygène ne l'a pas atteint. Avec Villemin nous vous disons : si vous ne le voyez pas, c'est que vous ne disposez pas encore d'instruments suffisants. Qui vous dit que l'avenir n'en réserve pas la découverte à de plus heureux ou à de plus patients?

Le peu que nous savons de la composition et de l'action intime des virus nous autorise à cette attente. Chauveau n'a-t-il pas montré, par des procédés expérimentaux d'une précision parfaite, que le virus variolique, que le virus vaccin ne sont virus que par les granulations moléculaires et les leucocytes qu'ils tiennent en suspension, et que la partie liquide filtrée est dépourvue de toute propriété contagieuse?

De tout ceci résulte que l'état actuel de la science permet encore de croire à l'existence de germes organisés comme agents actifs de transmission des maladies contagieuses.

Mais peu importe au fond et dans la pratique cette controverse scientifique. L'agent contagieux existe quelque soit son nom, il existe en nous et en dehors de nous ; le rôle de l'hygiéniste consiste à le détruire, à en arrêter le développement en dehors de l'homme, et surtout à l'empêcher d'entrer dans l'homme. Pour cela, il y a deux questions à résoudre : étant donné un typhoïdique ou un cholérique, détermiiner quelle voie suit le poison pour sortir de l'organisme malade ; et, deuxièmement, quelle voie il suit encore pour pénétrer dans l'organisme sain. Nous allons démontrer, contradictoirement en quelques points avec le rapporteur de l'Administration, que ce poison, ce miasme, ce liquide septique, ces granulations moléculaires ou cet être organisé, comme on voudra le concevoir, est dans les selles de l'homme atteint de fièvre typhoïde ou de choléra, qu'il conserve son activité au milieu de ces matières sorties de l'organisme malade, et qu'il pénètre dans l'organisme sain par la double voie de l'appareil digestif et de l'appareil respiratoire, par l'eau et par l'air.

II. — Les contagients de la fièrre typhoïde sont au moins en partie éliminés de l'organisme malade par les matières fécales.

Au moins en partie, venons-nous de dire. Il se peut, en effet, que les voies d'élimination soient multiples, et quoique on en soit encore sur ce côté de la question aux conjectures, il est permis de se demander avec M. Bouchardat (1) si le miasme ne peut être entraîné avec la vapeur d'eau et l'acide carbonique incessamment rejeté dans l'acte de la respiration, s'il ne peut être contenu dans les résidus épidermoïdaux qui se détache t du corps du malade. Il y a là un point de vue étiologique qu'il serait très-intéressant d'élucider, mais nous ne nous permettons pas de nous éloigner de la question.

Ce miasme suit bien plus sûrement la voie intestinale, et l'on

(1) Bouchardat. Bull. acad. méd., p. 304.

est en droit de le supposer *a priori*, quand on considère les désordres intestinaux, les lésions caractéristiques du choléra et de la fièvre typhoïde.

L'observation des épidémies locales est venue démontrer *a posteriori* cette donnée préconçue, et si le savant peut encore faire quelques réserves, car l'expérimentation manque et manquera probablement toujours (1), — l'homme ne pouvant être pris comme sujet d'expériences semblables, — les faits sont déjà assez nombreux, assez précis, et émanant de sources suffisamment autorisées, pour que l'hygiéniste veille et base sur eux des déductions légitimes.

Cette origine fécale de la fièvre typhoïde est comprise différemment suivant les auteurs : les uns admettent, avec Murchison, que toute matière fécale, quelle que soit son origine, est susceptible de produire la fièvre typhoïde, soit par son passage dans l'eau des boissons, soit en mêlant ses principes aux exhalaisons fétides des égouts ; les autres, croyant à la spécificité absolue du poison, jugent nécessaire que les selles d'origine soient des selles de typhoïdique. On conçoit que la première théorie fournirait un appoint de plus à la thèse que nous soutenons, mais la seconde nous suffit amplement et nous nous en contenterons.

« L'origine fécale de la fièvre typhoïde, dit le professeur Jaccoud (2), est au nombre des vérités étiologiques les mieux établies. »

Fonssagrives (3) : « Des faits nombreux ne permettent pas de

(1) On ne saurait en effet considérer comme très-probantes les expériences faites par M. Jules Guérin, et communiquées par lui à l'Académie dans la séance du 24 avril 1877, par lesquelles cet esprit ingénieux croit démontrer la présence du poison spécifique dans les matières de l'intestin grêle. Si celles-ci ont tué des lapins plus sûrement que les matières du gros intestin ou de l'estomac, il ne s'en suit nullement que ces pauvres bêtes soient mortes de la fièvre typhoïde.

(2) Bull. acad. méd., p. 309

(3) *Op. cit.*, p. 476.

douter que le principe de contagiosité de la fièvre typhoïde ne réside surtout dans les selles. »

Ailleurs (1), le même auteur s'exprime ainsi : « Le choléra est également transmissible, et il offre avec la fièvre typhoïde cet autre rapprochement que les évacuations sont bien vraisemblablement le véhicule du contage. Les recherches très-intéressantes de Meyer, de Lindsay, de Tiersch, sur ce sujet, sont assez concluantes pour indiquer la nécessité de détruire les matières des évacuations dans le choléra comme dans la fièvre typhoïde. »

La même opinion est affirmée par M. Gueneau de Mussy, et elle a son origine dans les travaux de l'École anglaise à la tête de laquelle est William Budd.

C'est elle encore que résume M. Jaccoud dans les propositions suivantes : « Les matières fécales ne deviennent typhogéniques qu'autant qu'elles renferment le poison typhogène. Le plus ordinairement, la présence du poison résulte de l'introduction de déjections typhoïdes dans la masse excrémentitielle, auquel cas les matières fécales sont un simple agent de transmission ou de propagation de la maladie. Dans d'autres circonstances (qui, d'après mes faits, sont aux précédentes comme 2 est à 3), le poison typhoïde prend naissance ou est apporté dans la masse excrémentitielle sans introduction préalable de déjections spécifiques, et, dans ce cas, les matières fécales, ainsi modifiées, sont pour la maladie un agent de génération. »

Telle est la doctrine. On n'en saurait demander un exposé plus concis et plus complet que celui que vient de nous fournir l'éloquent académicien. Vous me permettrez, Messieurs, de ne pas vous citer les faits sur lesquels elle est étayée ; ils sont longuement exposés et comptés par M. Jaccoud, et leur reproduction me paraît inutile.

Donc nous avançons. Il existe un poison typhique, et ce poison est le plus ordinairement dans les matières fécales, soit

(1) Page 462.

que ces matières viennent d'un premier malade, auquel cas elles servent d'agent de transmission, soit qu'elles prennent d'elles-même les propriétés typhogéniques, auquel cas elles sont agent de génération.

Comment, maintenant, partant de ces excréments, le poison pénètre-t-il dans l'organisme? C'est ce que nous allons rechercher.

III. — *Le poison typhique pénétre dans l'organisme sain, par l'eau des boissons.*

Ici, nous sommes heureux de nous trouver en parfait accord avec notre distingué contradicteur. Nous sommes seulement moins absolu que lui, et nous pensons qu'il existe une autre voie de pénétration, l'air chargé de miasmes. Notre opinion est éclectique, et nous admettons sans réserve la formule suivante, que nous empruntons au savant professeur d'Hygiène de la Faculté de médecine de Lille, M. le docteur Arnould (1) : « Dans les retours étiologiques sur les conditions dans lesquelles une épidémie de typhus ou de fièvre typhoïde s'est déclarée, il est toujours fort difficile de trouver l'air ou l'eau l'un sans l'autre, surtout l'eau sans l'air ; si l'on me dit en effet que des fumiers, des matières stercorales, des infiltrations cadavériques, ont empoisonné les eaux de consommation, rien ne me sera plus facile que de faire remarquer combien sûrement ces fumiers à l'air libre, ces latrines mal établies et mal vidangées, ces cadavres décomposés sur une terre meuble, ont dû envoyer leurs émanations dans l'atmosphère. » Séparons un moment ces deux facteurs, et voyons avant tout le transport par l'eau de boisson.

J'ai dit à cet égard, que nous étions en parfait accord avec l'Administration des Hospices ; nous acceptons les faits intéressants relatés par son rapporteur, et nous sommes prêts à en

____

( ) Arnould. L'eau de boisson considérée comme véhicule des miasmes et des virus, p. 11.

ajouter d'autres. En voici quelques-uns où il est plus spécialement question d'eaux contaminées par des matières fécales. [1]

En 1857, un médecin anglais, Routh, rapporte qu'à la suite de la contamination d'un réservoir d'eau potable par les selles d'un typhique, huit personnes d'une même maison furent prises de typhus, malgré la bonne aération de la maison et bien qu'une partie seulement de cette famille eût des rapports avec le malade.

Murchison raconte que, sur 34 maisons dont se compose Richmond-Terrasse, à Clifton, 13 furent frappées presque en même temps, quoique éparses; elles s'abreuvaient à un puits que des infiltrations stercorales infectaient depuis peu.

A Leeds, 68 maisons eurent 107 cas de fièvre typhoïde et 11 décès; 51 de ces maisons s'approvisionnaient chez un laitier peu scrupuleux et peu soigneux, qui avait eu deux mois auparavant la fièvre typhoïde, et dont les déjections étaient jetées partie dans les latrines, partie dans un trou à fumier voisin du puits où il puisait l'eau délictueuse.

Ces faits et tant d'autres suffisent pour fixer l'opinion, d'autant plus que l'Administration des Hospices accepte comme nous ces données. Mais, nous avons le regret de le dire, ses conclusions diffèrent des nôtres : « A Lille, dit-elle, rien de semblable n'est à appréhender, et avant même que l'eau filtrée des vidanges de Sainte-Eugénie apparaisse, nul ne songe à se désaltérer avec l'eau du canal des Stations et de la Basse-Deûle, et l'ingestion d'une telle eau est écartée. » — Qu'en savez-vous ? Certainement, l'eau de nos canaux ne sert pas directement à l'alimentation dans Lille, mais exceptionnellement ne peut-elle entrer dans la consommation ménagère ? Et au-delà de la ville, quand l'envasement a épuré en apparence les eaux de la Deûle, ne savons-nous pas que les riverains y

<hr>

(1) La plupart de ces faits sont empruntés à un important travail sur l'*Étiologie de la fièvre typhoïde*, publié par M. le Docteur Arnould, dans la *Gazette médicale*, en 1876.

puisent journellement pour leurs usages domestiques ? Même à ce point de vue, il y a danger, car, n'oublions pas que nous ignorons absolument les limites du pouvoir diluant de l'eau, et que l'on a retrouvé dans l'eau de la Seine, à Mantes, l'urée, les débris organiques et les proto-organismes des égouts de Paris.

Mais là n'est pas, du reste, le vrai danger. Le rapport redoute les infiltrations des liquides dangereux dans le sol, lorsqu'il s'agit de fosses d'aisances ; pourquoi ne pas les redouter lorsqu'il s'agit de canaux et d'égouts ? Les égouts de nos rues, en effet, sont pour la plupart à pente très-faible (1) : sauf le cas de grandes pluies, aucune eau ne vient pousser en avant les matières qu'ils contiennent ; celles-ci séjournent, et comme ces égouts ne sont pas pourvus d'enduit intérieur en ciment comme à Paris, les infiltrations sont possibles, et même faciles. Dès-lors, l'arrivée des matières dangereuses dans les couches aquifères peut très-bien reproduire ce phénomène d'infection que vous admettez. Je sais bien que les fosses fixes sont susceptibles du même reproche ; mais leur construction peut être facilement surveillée, il est facile de les rendre étanches, et, dans tous les cas, si elles contiennent des contagients, elles ont l'avantage de les retenir ou de ne les répandre autour d'elles que dans un court rayon ; le déversement à l'égout des matières dangereuses ne ferait qu'étendre ces craintes d'infiltration.

IV. — Le poison typhique pénètre dans l'organisme sain par l'air atmosphérique.

On voit qu'ici l'accord cesse complètement, car cette proposition est juste l'inverse de celle que développe l'auteur du mémoire dans son paragraphe III. Dans ce paragraphe, en effet, il tend à démontrer la parfaite innocuité des émanations des égouts.

(1) Nous pouvons ajouter que les anciens égouts de Lille, n'ayant pas été établis d'après un système d'ensemble, il y a, dans certaines parties, des encuvements dont le contenu ne sort que par trop plein.

On comprend tout ce qu'a de hardi et d'étrange une pareille proposition et nous devons être étonnés qu'elle nous soit produite sous le couvert d'une administration hospitalière qui a prodigué à Sainte-Eugénie le luxe des appareils en vue précisément de se préserver de ces émanations; est-il prudent, dans l'état actuel de la science, d'émettre de semblables opinions? Nous ne le pensons pas, et malgré l'autorité de M. Bouley, sur laquelle elle s'appuie, nous persistons jusqu'à nouvel ordre à la croire pernicieuse, contraire à l'observation des siècles et pouvant mener aux conséquences les plus extrêmes. Si l'atmosphère des égouts est parfaitement inoffensive, pourrions-nous dire avec M. Vallin, prenez garde qu'on ne vous crie : « A quoi sert-il de dépenser tant de millions pour cette canalisation souterraine? Laissez les ruisseaux de nos rues se transformer en égouts comme au bon vieux temps, et cherchez ailleurs la cause de l'effrayante mortalité qui régnait à cette époque. »

Voyons donc les preuves à l'appui fournies par l'Administration des hospices. Il y en a trois bien précisées :

La salubrité parfaite de Gennevilliers où s'exécutent les irrigations avec les eaux provenant des égouts de Paris; la santé satisfaisante des égoutiers de Paris; enfin le cas particuler de M. Bouchardat qui raconte avoir, pendant 22 ans, pêché à la ligne sous les arches du vieil Hôtel-Dieu, près des bouches de déversement dans la Seine des tuyaux y charriant directement les matières fécales, sans en avoir éprouvé le moindre inconvénient.

D'abord la salubrité de la presqu'île de Gennevilliers. Qu'y faut-il voir sinon l'influence salutaire de la large dissémination des principes dangereux par l'air des campagnes, et leur destruction par la végétation. Il importe, en effet, de ne pas déplacer la question; cette innocuité relative des irrigations à la campagne est bien connue de nous, habitants des Flandres, qui voyons journellement l'engrais humain transporté librement et répandu en nature sur nos champs qu'il fertilise, sans que nous avons jamais appris qu'il ait rendu malades les campagnards qui le manient.

Sur la santé des égoutiers, nous trouvons une affirmation vague, sans chiffres, sans précision. « Les égoutiers se portent bien, » dit M. Bouley, et après lui l'auteur du rapport. Et c'est tout. Nous répondons par des données formelles : Parent-Duchatelet, l'un des premiers partisans de l'innocuité des émanations d'égouts, avoue avec bonne foi que sur 32 égoutiers dont il observa la santé pendant six mois, quatre contractèrent des fièvres bilieuses et cérébrales, c'est-à-dire, en langage actuel, des fièvres typhoïdes. — D'après le docteur Burq, en 1832, sur 80 vidangeurs, 7 ont succombé au choléra, c'est-à-dire à peu près 1 sur 11, tandis que le chiffre proportionnel de la mortalité sur l'ensemble de la population était de 1 sur 50.

Quant au fait spécial à M. Bouchardat, il ne prouve absolument rien ; il y a, en effet, des conditions individuelles nécessaires pour l'éclosion de la maladie typhique, conditions de terrain sur lesquelles il est bien difficile d'être fixé : l'accoutumance au contact dangereux, l'âge, l'existence d'un état typhoïde antérieur, si léger fût-il, auquel bien peu échappent à un moment quelconque de leur existence et qui semble souvent jouer le rôle de préservatif ou de vaccin. Toutes ces conditions ont leur valeur et il ne faut jamais les perdre de vue quand il s'agit de préciser l'action des miasmes sur l'organisme.

A côté de ces négations, combien de faits viennent proclamer les dangers des émanations des égouts ! Vous avez beau faire, pendant longtemps encore les individus et les cités s'en préserveront, et les quelques faits à interprétation douteuse que vous avancez ne prévaudront pas contre ce mouvement instinctif qui nous fait nous éloigner quand nous trouvons sur notre chemin des vases d'égouts ou des amoncèlements d'immondices ; car les observations que nous pourrions citer sont innombrables. Un bon nombre, et des meilleures, ont été relevées par M. Guéneau de Mussy dans sa réponse à M. Bouley et à M. Bouchardat. Citons-en quelques autres :

Pendant l'épidémie de 1874, à Lyon , M. Alix , médecin de l'hôpital-militaire , signale comme un fait indiscutable la coïncidence de la diminution des malades avec l'apparition des pluies et surtout avec les grandes crues de rivière qui ont lavé les égouts et ont ainsi fait disparaître une des grandes causes d'insalubrité (Cité par M. Arnould. *Étiologie de la fièvre typhoïde*).

M. Woillez , dans son rapport sur l'épidémie de Courbevoie , relate les faits suivants : « Il n'y avait aucun malade dans le bâtiment occupé par le 102ᵉ de ligne, dont les quatre bataillons occupaient les quatre étages , lorsque la fièvre typhoïde s'y déclara trois jours après que le vent du sud, en avril , eut projeté les miasmes vers cette partie de la caserne. Le nombre des cas de fièvre typhoïde diminuait à chaque étage à mesure qu'on s'éloignait du voisinage de l'égout; ainsi, au rez-de-chaussée, il y en avait plus qu'au premier , qui lui-même en présentait plus que le second, et ainsi de suite. »

Rappelons enfin les épidémies de Windsor, de Westminster, de Bruxelles, de Kinwood , etc., dont la cause a été trouvée dans les mauvaises conditions des égouts. (1)

Nous pourrions continuer , mais les observations sont classiques et il nous suffit d'indiquer le bien fondé de notre opinion.

Donc la fièvre typhoïde peut entrer par l'appareil respiratoire; elle peut nous venir des égoûts, et comme l'agent contagieux est contenu dans les matières fécales , nous sommes autorisés, de ce chef encore, à croire au danger d'y laisser , non pas courir, comme à Paris, mais stationner , hélas ! comme cela aura lieu

---

(1) Les mêmes données ont été mises hors de doute par la triste expérience qu'à faite la ville de Lyon en 1874. L'épidémie de fièvre typhoïde qui y a régné a montré l'influence désastreuse des émanations d'égout et de cloaques malsains pour la production de la maladie (*Rapport sur l'épidémie de fièvre typhoïde de 1874*, par M. Roilet. page 64 et *passim*).

à Lille, les matières excrémentitielles typhoïgènes ou cholérigènes. Car ce que nous disons de la fièvre typhoïde a été aussi bien démontré pour le choléra, ainsi qu'il appert de la petite statistique sur la mortalité des vidangeurs que nous avons reproduite. Et nous conclurons, citant les propres expressions de M. Guéneau de Mussy : « En présence de pareils faits, n'est-on pas en droit d'être effrayé du projet qui veut jeter dans les égouts toutes les matières des vidanges, et n'a-t-on pas lieu de se préoccuper de celles qui y pénètrent déjà ? »

V. — « Nous sommes en droit de conclure que les matières fécales, à l'état frais, ne dégagent aucune émanation insalubre. Mais en est-il de même quand ces matières ont fermenté ? » — Ainsi s'exprime le rapporteur dans son 4ᵉ paragraphe, qu'il consacre à démontrer le danger des matières dans ces nouvelles conditions. Or, nous avons le regret de le dire, la contradiction est flagrante entre le 3ᵉ et le 4ᵉ paragraphe.

On vient de nous montrer la parfaite innocuité des eaux d'égouts, et l'on veut nous faire croire aux dangers des fosses sous prétexte que les matières n'y sont pas à l'état frais ! Mais, croyez-vous qu'elles seront longtemps a l'état frais dans nos rigoles souterraines à pente faible, en contact avec des matières organiques en fermentation permanente, et cela avec une température qui s'élève jusqu'à 60°, quand les industriels y envoient des vapeurs et des eaux de condensation ? En vérité, notre esprit se refuse à cette distinction subtile.

Sans doute, la fosse fixe n'est pas un idéal, nous en convenons sans peine ; nous admettons avec vous que le tuyau d'aspiration des fosses ne fait que disperser dans l'atmosphère urbaine les principes odorants et miasmatiques des réservoirs domestiques. Mais nous préférons de beaucoup cette aspiration à celle de nos bouches d'égout, qui n'ont nulle part de cuvette réellement hermétique, et qui s'ouvrent au niveau du sol ; au moins les cheminées d'appel s'ouvrent au-dessus des maisons ; et, à cette hauteur, les courants aériens ont bien des chances de disperser au loin ces gaz fétides avant qu'ils ne retombent dans nos habitations par leur propre poids ; on n'en peut dire autant des gaz d'égout, car les courants d'air de la rue n'ont d'autre résultat que de les faire plus sûrement pénétrer dans nos maisons.

On nous montre les oscillations de la température et de la pression atmosphérique aspirant, d'une fosse d'aisance, d'une capacité de **18** mètres cubes, jusqu'à **19** mètres cubes degaz en **24** heures; mais ces oscillations sont-elles sans effet sur la sortie des gaz d'égouts, et ne voyons-nous pas de nos yeux sortir, sous ces mêmes influences, les vapeurs pestilentielles de nos égouts couverts et découverts? La contradiction nous paraît manifeste, et l'auteur ici plaide notre propre cause, car jamais à Lille vous ne réaliserez votre idéal de matières stercorales conservant dans nos égouts ces qualités de fraîcheur que vous annoncez.

A la page **18**, le mémoire nous accuse de bénéficier d'une équivoque, quand nous nous appuyons de l'autorité du professeur Jaccoud ; ce savant croit, en effet, dans une assez large mesure, à l'innocuité des égouts de Paris. Mais M. Jaccoud pense tout autrement quand les conditions d'entraînement ne sont pas réalisées comme elles le sont à Paris. Voici, en effet, les conclusions de son discours du **13** mars dernier :

« Les causes typhogéniques, dit-il, peuvent se résumer ainsi :

1° Insuffisance de l'irrigation et de la pente des conduits excrémentiels ;

2° Stagnation des matières ;

3° Communication indirecte entre les canaux d'égout et le système de conduites d'eau. »

Il semble que M. Jaccoud, en parlant ainsi, ait voulu avertir notre administration locale. A Lille, en effet, l'irrigation des égoûts est insuffisante, ainsi que la pente des conduits ; à Lille, les matières communes sont en stagnation et les matières fécales s'arrêteront. Où est l'équivoque ?

Mais si nos égouts ne soutiennent pas la comparaison avec ceux de Paris, la supériorité de nos fosses est incontestable et, par conséquent, le tableau effrayant que le rapport fait des dangers de ces fosses est, en partie, atténué. Leur établissement est, à Lille, bien surveillé ; on est en droit d'exiger qu'elles soient étanches et munies d'une cheminée d'appel ; elles correspondent, en général, à des cabinets munis d'appareils obturateurs ; la distribution d'eau mise à la disposition des particuliers permet d'y établir des systèmes laveurs ; enfin, leur capacité est, en général, médiocre, vu la population restreinte des habitations.

Ces conditions heureuses sont loin d'être remplies à Paris où les fosses, en raison du nombre de locataires de la maison, sont généralement très-vastes et aboutissent à des cabinets mal entretenus. Et qu'on ne nous accuse pas trop de retarder sur la civilisation, car les fosses parisiennes, actuellement en fonction nement sont encore au nombre de **87,775**, alors qu'on n'y compte que **12,520** appareils diviseurs et **19,203** fosses mobiles. A Paris, ainsi qu'en attestent ces chiffres, le système des fosses fixes est donc encore *le moyen ordinaire.*

Des arrêtés récents, il est vrai, ont autorisé leur suppression, et leur remplacement par des tinettes-filtres, partout où cette suppression est possible ; mais cette suppression est impossible à Lille : la disposition de nos terrains, l'absence de fleuve, l'état imparfait de notre réseau souterrain, tout s'oppose à ce que nos sages réglements de voirie, interdisant l'écoulement aux égouts des matières fécales, soient modifiées en quoi que ce soit.

Il manque à l'opinion scientifique que nous soutenons (dissémination des principes contagieux par les matières fécales), le contrôle de l'expérimentation : eh bien ! faites autoriser demain ce déversement si prudemment interdit , et observez! Les résultats ne se feront pas attendre.

Il suffit d'énoncer cette donnée, pensons-nous, pour que l'administration municipale recule, soucieuse qu'elle est de préserver la santé des habitants. Et pourtant l'autorisation demandée pour l'hôpital Sainte-Eugénie entraîne forcément cette conclusion générale, car nous sommes persuadés qu'il n'y a pas place dans l'esprit de nos édiles pour le privilége et l'arbitraire. Que l'hôpital Sainte-Eugénie déverse aujourd'hui ses matières fécales dans les égouts, et demain tout habitant aura le droit d'en faire autant.

VI Il nous reste peu de choses à dire sur le paragraphe V du mémoire. Il est consacré à l'excellence du système diviseur. Nous savons ce qu'on en doit penser. Nous rappelons nos constatations personnelles, la façon dont l'a caractérisé M. Guéneau de Mussy, «la pénurie des arguments en sa faveur, pénurie qui va jusqu'à affirmer l'innocuité des matières fécales typhiques et des miasmes d'égout.

L'auteur du mémoire reprend ici l'argument que nous connaissons et auquel nous avons précédemment répondu : l'extrême dilution des eaux d'égout de Sainte-Eugénie dans le canal des Stations; se basant sur le chiffre moyen du débit de ce canal, 25,920,000 litres en 24 heures, il arrive à montrer que 1 litre d'eau d'égout sortant de Sainte-Eugénie se trouverait mêlé, rien que dans ce canal des Stations, à 2,232 fois plus d'eau que 1 litre d'eau d'égoût de Paris tombant dans la Seine. On voit à quels encourageants résultats mène une statistique bien maniée. Mais, malheureusement, l'équivoque est flagrante, car la comparaison porte ici sur la Seine et toutes les maisons de Paris, d'une part, d'autre part sur le canal des Stations et le seul hôpital Sainte-Eugénie, et cette pauvre statistique changerait vite de figure si le rapport était établi tel qu'il doit être, par la substitution, dans le problème, de l'agglomération lilloise à un hôpital pris isolément; car, nous le répétons, l'autorisation donnée aux hôpitaux ouvre la porte à toutes autres demandes et à toutes autres autorisations ; d'autant plus qu'il sera bien facile aux intéressés de montrer que les matières à évacuer de leurs demeures sont moins dangereuses que des matières d'hôpital.

Nous tenons du reste à reproduire ici quelques chiffres qui modifient considérablement le chiffre moyen du débit de la Deûle, fourni par l'Administration des hospices à l'appui de sa requête dans sa note en date du **11** juillet **1876**. Ce chiffre moyen est, d'après cette note, de **2,592,000** hectolitres d'eau en **24** heures. Mais le débit de nos eaux subit de singulières oscillations ainsi qu'on va le voir :

Le débit du canal des Stations s'élève, en hiver, à **700** litres par seconde ;

Il descend, en été, pendant le chômage, à **200** litres.

Le débit de la Deûle s'élève en hiver à **7000** litres ;

Il descend en été à **2,770** litres ;

Et il arrive quelquefois pendant le chômage que ce débit tombe à **1,000** litres.

Ces jours-là le débit en **24** heures n'est donc que de **864,000** hectolitres, chiffre bien éloigné des **2,592,000** hectolitres mis en avant par l'Administration intéressée. Et nous devons faire remarquer que ce débit si pauvre coïncide précisément avec la survenue des maladies à diarrhée dont nous redoutons la propagation par nos trop modestes cours d'eau. Ces cours d'eau seraient-ils des fleuves, du reste, que nous aurions encore le droit de répéter à l'Administration des hospices, empruntant les propres expressions de M. Guéneau de Mussy : « Ne nous dites pas que c'est une quantité insignifiante perdue dans le fleuve d'eaux vannes, d'eaux pluviales et d'eau d'irrigation qui circule sous nos rues. Connaît-on la quantité de poison spécifique qui est inoffensive?... On n'a pas le droit d'affirmer *à priori* qu'une quantité de poison infectieux est insignifiante (1). »

<hr>

(1) Bulletin acad. med., p. 332.

Nous finissons ici, Messieurs, la discussion du mémoire que vous avez renvoyé à notre examen et qui est consacré au côté scientifique de la question. Nous avons le regret de dire qu'il n'a modifié en rien nos sincères convictions.

Nous espérons avoir démontré que l'état actuel de la science autorise à admettre les propositions suivantes :

Il existe un poison spécifique pour des maladies aussi spéfiques que le choléra et la fièvre typhoïde ;

Ce poison a pour vecteur, et peut-être pour générateur dans certaines conditions, les matières fécales ;

Partant de là, il pénètre dans l'organisme sain par l'eau de boissons (infiltrations), et par l'air (miasmes) ;

Il se retrouve dans les égouts quand ceux-ci renferment des matières fécales typhogènes ou cholérigènes en état de stagnation ;

Par conséquent, dans les localités comme Lille, où les égouts sont mal irrigués et à pente faible, on ne saurait y autoriser le déversement de ces matières dangereuses.

VII. Il ne nous reste plus qu'à dire un mot des propositions nouvelles de l'Administration des hospices.

La première proposition est la suivante : pour obvier à la dispersion des matières le long de l'égout de la rue d'Esquermes et de la rue Notre-Dame, et dans les rigoles et canaux en dépendant, l'aqueduc du boulevard Montebello serait prolongé directement jusqu'au canal des Stations ; un barage serait établi au niveau de la rue d'Esquermes, de telle sorte que les matières iraient forcément et directement au canal. Mais où serait le bénéfice ? La rue Notre-Dame serait préservée, mais nos canaux et nos égouts sont solidaires les uns des autres et les eaux dangereuses n'en auraient pas moins libre carrière. Toutes nos objections développées dans notre précédent rapport subsistent avec ce système..

La seconde proposition n'est guère plus acceptable.

Les eaux-vannes de Sainte-Eugénie, chargées des matières que nous savons, seraient conduites directement à l'égout qui suit le boulevard Vallon, le boulevard d'Italie, le boulevard Louis XIV, et se jette dans les fossés de la ville, à la porte du même nom ; de là, elles contourneraient, à ciel ouvert, le côté Est de la ville et viendraient aboutir, hors de la Porte-d'Eau, en Basse-Deûle.

« Plus d'égout à ciel ouvert, plus de stagnation des eaux ! au sortir de la ville, à la porte Louis XIV, l'égout a un débit moyen de 150 litres à la seconde, donc, 130,000 hectolitres en 24 heures. La pente, de la porte des Postes à la sortie de la ville, est de 1 m. 90. Le courant est rapide, on le comprend sans peine, en présence de l'énorme masse d'eau qui sort des établissements industriels. Les vents dominants à Lille étant ceux de l'ouest, en admettant que quelques émanations sortent de la partie découverte, la ville de Lille serait complètement à l'abri du danger. » — Telles sont les arguments de l'Administration en faveur de son système. Examinons-les successivement.

— *Plus d'égout à ciel ouvert.* — Sauf de la porte Louis **XIV** à la Basse-Deûle, et le trajet est long. Sur ce trajet, les émanations ont toute liberté pour se répandre au dehors.

— *Les vents dominants, pour cette partie du trajet, préservent la ville de Lille de tout danger.* A cet égard, l'Administration municipale doit avoir gardé le souvenir des réclamations que l'autorité militaire lui fit parvenir à l'époque où la cunette des fortifications de l'Est recevait les eaux d'égout de Moulins-Lille ; c'était particulièrement les habitants du fort Saint-Sauveur qui avaient à se plaindre de ces désagréments et de ces dangers. Depuis lors le fort St-Sauveur a en partie disparu, mais d'importants établissements militaires sont encore riverains de cette rigole : la caserne Saint-Maurice et la caserne de La Madeleine, c'est-à-dire des établissements déjà bien exposés, par leur nature et l'encombrement relatif qui y règne, aux maladies infectieuses et épidémiques. Et si les vents dominants préservent les populations extra-muros, peut-on en dire autant pour ces immenses agglomérations de Fives, de Saint-Maurice et de La Madeleine qui, elles, sont directement exposées, neuf mois de l'année, aux effluves de cet égout ? Sans compter les dangers auxquels ces effluves exposent les très-nombreux individus qui circulent journellement par les portes de Tournai, de Roubaix et de Gand.

— *Plus de stagnation des eaux. Le courant est rapide.*—Voici la vérité :

L'aqueduc du boulevard Vallon ne reçoit que des eaux ménagères et des eaux de condensation : *le débit fait complètement défaut pendant la nuit, le dimanche et les jours fériés.* La température de cet aqueduc, comme de tous ceux qui ne reçoivent pas les eaux de la Deûle, est de 40° centigr. ; cette température s'élève parfois à 60° quand les industriels lachent les vapeurs ; en d'autres termes cet égout remplit complètement les condations favorables aux fermentations et à la dissémination des matériaux miasmatiques.

De plus, pour écouler les eaux de l'hôpital Sainte-Eugénie par le boulevard Vallon, il sera indispensable d'établir, à la jonction des boulevards Vallon et de la Liberté, du boulevard Vallon et de la rue Solférino, des barrages de 40 centimètres de hauteur, pour obliger toutes les eaux de Moulins-Lille à passer par l'aqueduc du boulevard Louis XIV. Cette mesure aura pour effet de détruire, en partie, la solidarité qui existe dans le réseau des égouts.

Telles sont les raisons sérieuses que nous avons à objecter au projet des hospices, et que nous signalons à l'attention de l'autorité. On voit que, malgré notre vif désir de conciliation, nous ne pouvons admettre ces projets nouveaux, et que nous sommes forcément ramenés, malgré nous à certains points de vue, à nos précédentes conclusions.

Certes, les fosses fixes ne sont pas le dernier mot de la science hygiénique; elles ont des inconvénients et présentent des dangers incontestables : mais tout système de vidange présente ces dangers, car le danger n'est pas dans tel ou tel appareil, il est dans la matière elle-même, et celle-ci ne peut être supprimée. Il n'existe pas, à proprement parler, un système meilleur que tous les autres. Et dans des questions de ce genre c'est l'état des localités qui, seul, doit imposer le choix à faire.

Si nous pouvions librement choisir à Lille, nous ralliant à l'opinion de M. Fonssagrives, nous mettrions beaucoup au-dessus des fosses fixes le système des tinettes renfermant l'intégralité des vidanges, avec occlusion hermétique et enlèvement des appareils pour en déverser le produit au dehors. Malheureusement ce système ne nous a pas paru applicable, surtout pour un établissement de l'importance de Sainte-Eugénie, car il entraînerait à des dépenses considérables et à des transports incessants. Mais nous mettons sans hésitation les fosses fixes bien au-dessus des appareils prétendus diviseurs dont l'application, sans doute dangereuse ailleurs, est absolument inacceptable à Lille, ainsi que nous croyons l'avoir surabondamment prouvé.

En conséquence, Messieurs, nous avons l'honneur de vous proposer de remercier l'Administration préfectorale et municipale d'avoir bien voulu nous communiquer le mémoire de la Commission administrative des hospices, et de leur présenter les conclusions suivantes :

1° Le Conseil central d'hygiène et de salubrité du département du Nord ne croit pas devoir modifier le jugement qu'il a porté sur le système diviseur appliqué à la ville de Lille ;

il le condamne absolument, surtout lorsqu'il s'agit d'en autoriser le fonctionnement dans un hôpital ;

2° Le Conseil, considérant qu'il y a impossibilité de faire mieux, recommande de nouveau le système des fosses fixes, qui, installées dans de bonnes conditions, seront sans danger pour l'hôpital Sainte-Eugénie et épargneront à la ville une expérience probablement désastreuse.

Dr HALLEZ.

Lille, 30 juin 1877.

Lille, imp. L. Danel.